AF585794

CONTRIBUTION

A L'HISTOLOGIE

DES RÉTRÉCISSEMENTS BLENNORRHAGIQUES

DE L'URÈTHRE

ÉTAT DE L'URÈTHRE TROIS JOURS APRÈS UNE URÉTHROTOMIE INTERNE

Par L. BARABAN

AGRÉGÉ A LA FACULTÉ DE MÉDECINE DE NANCY

Depuis le travail publié par MM. Brissaud et Segond[1] dans la *Gazette hebdomadaire de médecine*, en 1881, sur l'anatomie pathologique des rétrécissements de l'urèthre, la littérature française ne paraît pas s'être enrichie de documents nouveaux sur cet intéressant sujet : la description donnée par ces auteurs est devenue en quelque sorte classique et, en fait, se trouve répétée dans la plupart des articles ou traités parus depuis cette époque.

Ce n'est pas que les observations microscopiques aient fait défaut antérieurement ; E. de Smet[2] en a rassemblé un certain nombre dans le mémoire qu'il a présenté à l'Académie de médecine de Belgique en 1880, seulement je n'ai pu consulter ce mémoire et je suis forcé de m'en tenir à l'appréciation qu'en ont donnée MM. Desnos et Kirmisson[3]. Pour eux, les documents rapportés par

1. *Étude sur l'anatomie pathologique des rétrécissements de l'urèthre*, in *Gazette hebdomadaire*, n° 39, 1881.

2. E. de Smet, *Des Rétrécissements du canal de l'urèthre*, in *Mémoires de l'Académie de médecine de Belgique*, t. VI, 1880.

3. Article Urèthre du *Dictionnaire encyclopédique des sciences médicales*.

E. de Suet conduisent à une « description assez banale et peu précise », tandis que le mémoire de Brissaud et Segond « jette une vive lumière sur les éléments constitutifs du rétrécissement ». Il faut remarquer cependant que Brissaud et Segond n'ont observé que deux cas et se garder d'une généralisation prématurée, quelles que soient d'ailleurs la netteté et la précision de leur relation. De plus, en lisant attentivement cette relation, on voit que l'attention des auteurs s'est portée presque tout entière sur la disposition du tissu fibreux, facteur de la sténose ; ils sont moins précis en ce qui concerne l'épithélium de la muqueuse au niveau de la portion rétrécie, en sorte qu'il ne paraîtra pas inutile de reprendre un peu ce côté de la question à propos du sujet qui va nous occuper.

Pour Brissaud et Segond, le processus dont l'urèthre était le siège dans les cas qu'ils ont observés et au niveau des points rétrécis se traduisait : « sur la muqueuse par une modification très appréciable de la nature de l'épithélium dont les cellules étaient devenues cubiques ; sur le chorion par un épaississement de cette membrane dont la trame était infiltrée d'un grand nombre d'éléments embryonnaires ; dans les portions fibreuses du rétrécissement lui-même par une vascularisation exagérée et une prolifération analogue à celle du chorion. » Ils mentionnent en outre « un aspect spécial de la muqueuse elle-même, dû à des foyers nodulaires de prolifération épithéliale qui formaient à l'intérieur de la lumière uréthrale de petites saillies papilliformes. C'est surtout à la paroi inférieure du canal que siégeaient ces petites productions. »

Ces auteurs ont donc constaté des points où la couche épithéliale avait acquis plus d'épaisseur, tandis que dans le voisinage elle était devenue moindre qu'à l'état normal, les cellules ayant passé de la forme cylindrique à la forme cubique. Ils attribuent l'épaississement de l'épithélium à l'inflammation du derme sous-jacent, supposent qu'il est dû à une prolifération plus active, mais ne paraissent pas avoir remarqué de modifications importantes dans le type même du revêtement.

Plus récemment, M. Duplay a formulé les mêmes idées dans l'*Encyclopédie internationale de chirurgie*[1]. « La néoformation conjonctive s'accompagne, dit-il, du côté de la surface de la muqueuse, d'une prolifération épithéliale active, avec nécrose des

1. Article *Rétrécissement de l'urèthre*, t. VI, 1889.

cellules les plus superficielles, qui donne lieu à l'écoulement symptomatique du rétrécissement. » Ceci peut s'appliquer sans doute aux périodes pendant lesquelles le processus inflammatoire présente une certaine activité, mais laisse en tout cas complètement dans l'ombre la question du type de l'épithélium.

Or, longtemps auparavant, Dittel[1] avait donné une figure de la couche épithéliale qui tapisse le canal au niveau d'un rétrécissement ; cette figure représente un magnifique épithélium pavimenteux stratifié, seulement Dittel ne paraît pas s'être douté qu'il y avait là autre chose qu'un épaississement par prolifération plus active. Cela tient à ce qu'il ne connaissait pas le type normal de l'épithélium uréthral, ainsi qu'en fait foi le dessin comparatif qu'il met sous les yeux du lecteur. Pour lui, le type normal serait formé de deux couches de cellules cubiques ou polyédriques surmontées par une troisième et quelquefois une quatrième couche d'éléments qui s'aplatiraient plus ou moins de façon à constituer en réalité un épithélium pavimenteux stratifié. Inutile d'insister pour démontrer que ce dessin a été pris d'après un urèthre modifié lui-même dans sa constitution, car on sait aujourd'hui que les cellules superficielles de l'épithélium uréthral sont des éléments cylindriques, à l'état normal et dans la portion spongieuse du canal.

Il faut arriver au mémoire de Neelsen[2], en 1887, pour trouver nettement indiquée la transformation du type cylindrique stratifié normal en type pavimenteux stratifié au niveau des rétrécissements uréthraux consécutifs à la blennorrhagie. Neelsen a examiné le canal chez 350 individus dont autopsie fut faite à l'hôpital de Dresde et a trouvé, sur 14 d'entre eux, soit des traces d'anciennes gonorrhées sous la forme de cicatrices ou d'indurations de la muqueuse avec ou sans rétrécissement, soit simplement des signes d'uréthrite chronique sans état cicatriciel apparent. Ces derniers cas, au nombre de six, se sont montrés en général peu favorables à l'étude de l'épithélium ; les premiers, au contraire, faisaient voir au niveau des cicatrices et des rétrécissements, parfois dans toute l'étendue du canal, un revêtement pavimenteux stratifié. « L'épithélium, dit-il, se modifie dans les inflammations chroniques, prin-

1. Dittel, *Die Stricturen der Harnröhre*, in *Handbuch der allgemeinen und speciellen Chirurgie*, Band III, Abth. 2, et in *Deutsche Chirurgie* (1880) de Billroth et Luecke.

2. Neelsen, *Ueber einige histologische Veranderungen in der chronisch entzundeten mannlichen Urethra* (*Vierteljahresschrift für Dermatologie und Syphilis*, septembre 1887).

cipalement au niveau des cicatrices de la muqueuse, de telle sorte qu'à la place des cellules cylindriques il se forme plusieurs assises de cellules plates. Le nombre des couches est très variable : sur les cicatrices étendues en profondeur on peut en voir dix et plus ; souvent il n'y en a que deux ou trois, principalement sur les cicatrices petites et superficielles. Partout où se montre cet épithélium aplati, jamais la kératinisation des couches superficielles ne fait défaut. » J'ajoute que Neelsen a observé dans deux cas la pigmentation des cellules de la couche basale, ce qui complétait l'analogie de cet épithélium avec l'épiderme. Quant aux causes de la transformation, il les trouve dans les troubles de nutrition que l'induration cicatricielle du tissu sous-jacent doit provoquer ; pour lui, l'existence de cette transformation est constante toutes les fois qu'il y a induration conjonctive, même faible, dans le tissu propre de la muqueuse.

J'ai déjà eu l'occasion [1], à propos de l'urèthre d'un décapité, de faire des réserves sur l'opinion ainsi exprimée par Neelsen. Ne peut-il se faire en effet que la transformation épithéliale s'effectue sans qu'il y ait induration sous-jacente, par le seul fait du cantonnement prolongé des gonocoques dans l'épaisseur même de l'épithélium ? D'autre part, il paraît logique de ne pas faire complètement abstraction de l'influence que les moyens thérapeutiques employés pour la guérison de l'uréthrite ont pu exercer sur la vitalité des cellules épithéliales. Enfin on ne comprend pas très bien comment l'induration, ou même, si l'on veut, le simple tassement des couches superficielles de la muqueuse serait incompatible avec l'existence d'un épithélium cylindrique. J'ai décrit tout récemment, dans cette Revue [2], l'épithélium de la trachée et des bronches chez ce même décapité auquel je faisais allusion tout à l'heure ; or, on trouvait dans la trachée des traînées d'épithélium pavimenteux stratifié qui alternaient avec des traînées d'épithélium cylindrique ; le passage de l'un à l'autre type était assez brusque ; il permettait en conséquence d'étudier simultanément les éléments conjonctifs sous-jacents à deux traînées voisines et l'on pouvait très facilement se convaincre que deux types épithéliaux distincts peuvent vivre sur un même sol conjonctif, car il était im-

1. *Sur les modifications épithéliales de l'urèthre après la blennorrhagie chez l'homme.* (*Revue médicale de l'Est*, 15 juin 1890.)

2. *L'Épithélium de la trachée et des bronches d'un supplicié.* (*Revue médicale de l'Est.*)

possible de saisir le moindre changement dans le derme de la muqueuse là où il était revêtu d'épithélium pavimenteux stratifié.

Si l'on veut bien réfléchir à ces différents arguments et les rapprocher de la théorie de Neelsen, on pensera sans doute que pour apprécier sainement une telle modification épithéliale, il faudrait connaître toutes les circonstances qui ont présidé à son accomplissement. Or, il est le plus souvent difficile d'arriver à cette connaissance. Habituellement, en effet, les malades précisent fort peu les phases de leur maladie ; ce qui les préoccupe surtout quand ils viennent réclamer les soins du chirurgien, c'est leur état actuel, leur incapacité d'uriner d'une façon satisfaisante et ils se dispensent volontiers d'entrer dans des détails sur le nombre et la durée de leurs écoulements antérieurs, sur les traitements employés. D'autre part, les chirurgiens ont rarement l'occasion d'examiner au microscope l'urèthre de leurs opérés ; il leur suffit de les guérir et quand par hasard les opérés succombent, la mort survient dans des conditions habituellement défavorables à l'étude des éléments épithéliaux du canal.

Je crois donc faire œuvre d'une certaine utilité au point de vue pur et simple de l'anatomie pathologique, en donnant ici la relation d'un cas qui s'est montré très favorable à la démonstration des modifications épithéliales que les urèthres rétrécis peuvent présenter. Ce cas offre en outre quelque intérêt en raison des constatations qu'il a permis de faire au sujet des phénomènes immédiatement consécutifs à l'uréthrotomie interne.

Il s'agit d'un individu qui entra à la clinique chirurgicale, pendant les vacances, avec des accidents du côté des reins et de la vessie, conséquences d'un rétrécissement. Mon excellent collègue et ami, le docteur Rohmer, qui faisait le service, lui rendit la liberté d'uriner en faisant l'uréthrotomie interne, mais l'opération venait trop tard : trois jours après en effet le malade mourut et l'autopsie démontra que les reins étaient en suppuration. Nous ne comptions pas trop sur l'intégrité des éléments épithéliaux du canal, après les manœuvres nécessitées par l'opération et vu le délai de 24 heures écoulé depuis la mort, mais nous espérions au moins voir dans quelle mesure la lame de l'instrument avait entamé la paroi de l'urèthre et comment cette paroi était constituée dans les points entamés par la lame. A cet effet, je détachai complètement la verge, laissant l'urèthre en coalescence avec les corps caverneux, et me bornant à enlever les téguments ; je fis durcir l'organe dans le bichromate d'ammoniaque, puis dans l'alcool, le séparai ensuite en tronçons de un centimètre et demi à deux centimètres de longueur et finalement je pratiquai l'inclusion de ces tronçons dans le collodion afin d'obtenir des coupes qui reproduiraient autant que possible les rapports naturels. Voici le résultat de cette étude : pour plus de clarté j'exposerai successivement : l'état de l'épithélium dans tout le canal ; les phénomènes qu'il présente au niveau de la section faite par l'uréthrotome; enfin la manière d'être du tissu conjonctif sous-jacent à l'épithélium.

I. — *Nature de l'épithélium.* — De la fosse naviculaire à la portion membraneuse exclusivement, l'épithélium du canal appartenait au type pavimenteux stratifié; il présentait toutefois, selon les points, quelques différences dans sa constitution. Le rétrécissement siégeait dans la portion bulbaire et avait provoqué en arrière de lui une légère dilatation de l'urèthre. Or, au niveau de cette dilatation et du rétrécissement lui-même, l'épithélium se composait d'un grand nombre d'assises cellulaires formant en général deux couches distinctes : une couche de Malpighi à cellules polyédriques et une couche de cellules aplaties; par places, une troisième couche interposée aux deux autres formait comme une sorte de stratum lucidum dans lequel les cellules étaient fortement tassées, sans noyau apparent et indistinctes.

La couche superficielle, ou de cellules aplaties, présentait une épaisseur variable et se décomposait fréquemment en lamelles, dont quelques-unes, à peine adhérentes, formaient des lambeaux flottants dans l'intérieur du canal. Toutes ses cellules montraient un noyau pâle, difficilement colorable, plus facile à voir sur les éléments isolés et vus de face que sur les coupes transversales du revêtement. En quelques points, sans doute par le fait d'une exfoliation récente, cette couche était réduite à deux ou trois rangées de cellules, ou même manquait totalement.

Beaucoup plus intéressante était la couche de Malpighi, car c'est en elle que l'on trouvait constamment réunis les caractères des épithéliums pavimenteux stratifiés : couche basale de petites cellules cubiques ou cylindriques pourvues d'un noyau relativement volumineux; au-dessus, couches multiples de cellules polyédriques, dentelées comme dans l'épiderme ou les revêtements similaires. Les espaces intercellulaires y étaient remarquablement développés et renfermaient çà et là un globule migrateur.

Je dois une mention spéciale aux espaces intercellulaires de la couche basale et à ceux qui venaient immédiatement au-dessus. En effet, beaucoup de ces espaces étaient remplis par des granulations de pigment disposées bout à bout de façon à former de fines traînées jaunâtres coudées brusquement et anastomosées les unes avec les autres pour s'adapter aux contours cellulaires. Ces traînées se terminaient en général au niveau de la troisième couche de cellules par de petits renflements après lesquels on ne trouvait plus que des granulations brunes isolées et éparses en fort petit nombre. Elles étaient en général beaucoup plus apparentes au niveau des papilles que dans les espaces intermédiaires et quand la coupe avait intéressé une de ces papilles un peu obliquement, on voyait très bien les lignes intra-épithéliales de pigment se continuer sans interruption dans le stroma de la papille pour venir aboutir à des espaces étoilés munis d'un noyau ovoïde et placés assez superficiellement. Ces espaces étoilés rappelaient par leur aspect les cellules pigmentées que l'on voit chez certains animaux, seulement le siège intra-épithélial de quelques-uns de leurs prolongements ne permettait pas de les considérer comme des cellules. Ce sont plutôt des canaux ou canalicules; le pigment qui les remplit les met en évidence et démontre en même temps qu'il y a des communications entre les espaces lymphatiques les plus superficiels du derme muqueux et les espaces intercellulaires de l'épithélium.

C'est surtout à cette distribution du pigment entre les cellules de la couche basale, qu'il faut rapporter la teinte sombre des premières assises de l'épithélium ; cependant, on trouve aussi quelques granulations brunes dans les cellules elles-mêmes. En y réfléchissant quelque peu, on n'établira pas d'analogie entre cette pigmentation et celle de la peau. A la peau, le pigment de la couche basale de l'épiderme est autochtone : il naît dans les cellules. Ici, au contraire, le pigment intra-cellulaire paraît être un produit d'importation amené du derme par les canalicules lymphatiques et incorporé dans les cellules jeunes de l'épithélium à titre accidentel. Si ces cellules avaient réellement acquis la propriété de faire de la matière colorante comme celles de l'épiderme, elles seraient toutes pigmentées à un degré égal, ce qui n'est pas ; d'autre part, on s'expliquerait difficilement le départ de ce pigment dans les espaces intercellulaires. Neelsen, dans le travail que j'ai déjà cité, parle simplement de pigmentation de la couche basale et son attention ne paraît pas avoir été attirée par une disposition particulière de ce pigment, en sorte que peut-être y a-t-il des cas où la pigmentation siège exclusivement dans les cellules. Même dans cette supposition l'on ne serait pas autorisé à conclure à une formation de matière colorante au sein des éléments anatomiques en question, car on comprend très bien que le pigment reste cantonné dans ces éléments beaucoup plus longtemps que dans les espaces intercellulaires, ou encore soit tout entier absorbé par les cellules.

En avant du rétrécissement, le canal se trouvait à peu près complètement dépouillé d'épithélium dans l'étendue de 1 centimètre environ; il n'en restait que la couche basale sous forme d'une rangée assez irrégulière de cellules, mais je pense qu'il y avait par-dessus ces cellules, avant l'opération, un épithélium pavimenteux stratifié aussi complet qu'au niveau du rétrécissement. Ce qui semble le prouver c'est d'abord l'irrégularité de la couche restante dont les éléments s'élèvent à des niveaux différents ; ensuite c'est la reconstitution brusque de l'épithélium avec toutes ses assises dès que l'on a dépassé la zone où le chirurgien a dû tâtonner plus ou moins pour trouver la voie de ses instruments. Quoi qu'il en soit, à partir de ce point, les assises de l'épithélium cessent d'être aussi nombreuses : la réduction porte principalement sur la couche de cellules aplaties ; de plus, on trouve moins fréquemment du pigment dans la profondeur, quoique la couche de Malpighi ait gardé tous ses autres caractères : il faut noter cependant que les cellules y sont plus allongées perpendiculairement à la surface de la muqueuse et rappellent quelquefois la disposition des épithéliums à cellules cylindriques.

II. — *Phénomènes observés au niveau de la section.* — Les surfaces de section sont tapissées par une couche de fibrine disposée en un réseau dont les mailles logent des globules blancs et de grandes cellules pâles, homogènes, débris de la couche superficielle de l'épithélium qui ont été dissociés par les instruments lors de l'opération et englobés par l'exsudat séro-fibrineux consécutif. Celui-ci adhère assez intimement aux tissus sous-jacents, molécule à molécule pour ainsi dire et aussi par les prolongements qu'il envoie dans les mailles divisées du tissu spongieux ; il recouvre donc la plaie comme d'un vernis qui la protège contre l'action mécanique du courant de l'urine ; il semble disposé favorablement pour une sorte de guérison sous-crustacée de la plaie.

Sur les bords de la section et dans quelques préparations seulement, on voit l'épithélium s'amincir, se partager parfois en deux ou trois assises de petites cellules polyédriques et pénétrer dans l'épaisseur de l'exsudat dont une partie reste interposée entre lui et la surface de section du tissu cicatriciel. En d'autres préparations l'épithélium ne pénètre pas l'exsudat, mais s'étale à sa surface en suivant toutes les sinuosités, s'insinuant parfois profondément dans les anfractuosités qui résultent de la section des lacunes du tissu spongieux. Au fur et à mesure qu'il progresse ainsi, l'exsudat sous-jacent se tasse, devient plus homogène, moins épais, et finalement se résorbe sans qu'on puisse en saisir le mécanisme. Toutefois, il m'a semblé que la progression de l'épithélium sur la section ne se fait bien que si l'exsudat est peu abondant ; en effet, là où l'exsudat est épais, l'épithélium n'a pas fait le quart du chemin qu'il a parcouru là où il est à peine séparé du tissu fibreux sous-jacent.

Ces phénomènes épithéliaux évoluent en somme assez rapidement puisque la mort est survenue chez cet homme trois jours environ après l'opération. Il n'en est pas de même des manifestations que l'on pourrait s'attendre à rencontrer dans le tissu propre du rétrécissement. Là c'est encore le sommeil à peu près complet des éléments anatomiques : la réaction ne s'y manifeste que par un volume plus considérable des cellules conjonctives interposées aux faisceaux cicatriciels ; les points déjà recouverts par l'épithélium paraissent même devoir borner à cela leurs efforts si l'on en juge par l'état absolument indifférent des bords de la plaie primitive où l'on voit des cellules épithéliales appliquées sur la surface de section des faisceaux conjonctifs comme si on les avait collées par-dessus. Quant aux endroits tapissés par l'exsudat séro-fibrineux seul, on peut supposer qu'ils auraient présenté plus tard des manifestations inflammatoires plus actives, mais on peut penser aussi que l'exsudat suffit à préserver les tissus sous-jacents d'un excès d'irritation et à servir de guide à l'épithélium. Dès lors il ne serait pas nécessaire que la plaie se couvrît de bourgeons charnus avant d'arriver à complète cicatrisation. L'uréthrotomie interne ne serait donc pas nécessairement suivie du remplacement d'un tissu cicatriciel par un autre tissu cicatriciel doué lui-même de propriétés rétractiles comme le premier ; elle ne ferait que diviser une cicatrice dont le retrait est épuisé, qui restera dorénavant stationnaire ou à peu près et ne formera plus qu'une portion restreinte d'un canal dont les parois nouvelles auront toute la souplesse des tissus normaux si l'incision a dépassé les limites de la cicatrice en profondeur.

Ce sont là, du reste, des hypothèses qui cadrent bien avec les phénomènes immédiats ou éloignés, consécutifs à l'opération.

III. — *État du derme de la muqueuse et des tissus sous-jacents.* — Je ne devrais peut-être pas revenir sur cette question tant de fois traitée, car ce que j'ai trouvé ne diffère pas sensiblement de ce qui a été dit jusqu'ici. Aussi me bornerai-je à faire remarquer que je n'ai pas rencontré ici la disposition remarquée par MM. Brissaud et Segond[1] chez les deux sujets qu'ils ont observés. Sur ces deux sujets, disent-ils, « le cercle péri-uréthral (au niveau du rétrécissement) comprend quatre segments parfaitement nets : 1° un segment inférieur fibreux ; 2° un segment supérieur élastique ; 3° et 4° deux segments latéraux de tissu spongieux respecté ». Pareille régularité n'est pas habituelle aux processus pathologiques, aussi n'ai-je point été surpris de la voir manquer chez l'opéré du docteur Rohmer. Toutefois, il m'a paru que le tissu élastique de la muqueuse uréthrale, de même que celui des travées du corps spongieux, présentait çà et là des traînées d'une richesse anormale, tandis qu'ailleurs il faisait presque complètement défaut. L'augmentation du tissu élastique dans l'intimité de la muqueuse uréthrale est, du reste, fort difficile à apprécier, car cette muqueuse est une des plus riches en éléments de ce genre ; il faut, pour pouvoir l'affirmer, qu'elle soit poussée à un degré considérable, comme l'ont vu MM. Brissaud et Segond.

Cette question du tissu élastique mise de côté, on trouvait dans toute l'étendue du rétrécissement des parties complètement fibreuses, privées de toute activité inflammatoire ; des parties infiltrées de petites cellules rondes sous forme d'amas ou de traînées ; des glandes en voie d'atrophie ou de prolifération épithéliale, selon qu'elles siégeaient en un point enflammé ou dans du tissu fibreux et enfin des points dont la structure avait peu varié. Ceux-ci ne se trouvaient pas à l'endroit le plus rétréci, mais seulement à quelque distance. L'endroit le plus rétréci était surtout formé par du tissu fibreux peu vasculaire. Ce tissu avait envahi toute l'épaisseur de la muqueuse, voire même le tissu spongieux qui était sclérosé dans une profondeur variable, et c'était à la paroi dorsale

1. Brissaud et Segond, *loco citato*.

du canal, contrairement à ce qui se passe d'ordinaire, que les lésions du tissu spongieux avaient pris le plus d'extension. Là, le processus de phlegmasie chronique atteignait l'enveloppe même du corps spongieux, en sorte que l'incision faite par l'uréthrotome avait coupé tout, jusqu'à cette enveloppe exclusivement. Je dois ajouter enfin, pour terminer l'exposé de ces constatations, que les manifestations inflammatoires de l'endroit le plus étroit paraissaient être de plus fraîche date au niveau de la paroi dorsale que dans les autres points.

Si l'on récapitule maintenant les traits principaux de cette observation et si on les rapproche des données fournies par d'autres observateurs, on arrive à un certain nombre de conclusions que je vais essayer de formuler.

Relativement à l'épithélium qui tapisse les rétrécissements uréthraux, Dittel et Neelsen le figurent ou le disent pavimenteux stratifié ; mon observation concorde avec la leur, mais cette modification ne paraît pas être l'apanage constant des strictures uréthrales, puisque Brissaud et Segond ne l'ont pas observée. D'autre part, cette transformation épithéliale peut exister dans le canal en l'absence de rétrécissement : je l'ai trouvée sur un urèthre non rétréci[1] et, de plus, il y a des urèthres qui la présentent dans toute leur longueur alors qu'ils sont seulement rétrécis sur un point. Attribuera-t-on cette transformation aux modifications du tissu conjonctif sous-jacent, comme le veut Neelsen ? Ou bien à une déviation intrinsèque de la vie de l'épithélium, déviation provoquée par les circonstances anormales dans lesquelles il a été placé, telles que le cantonnement des gonocoques dans son épaisseur, les différents modes de traitement employés. La question ne peut être jugée que difficilement. Peut-être tirerait-on quelques éclaircissements de l'examen des urèthres de prostatiques obligés à un cathétérisme fréquent. Les individus qui se sondent habituellement finissent par ne plus éprouver de douleur au contact de la sonde : il serait curieux de voir si ce phénomène ne coïncide pas avec l'apparition de modifications épithéliales analogues à celles que l'on trouve au niveau des rétrécissements. Malheureusement, ici encore, on se heurte à la difficulté d'obtenir des renseignements sur le passé uréthral de ces malades. Quoi qu'il en soit, et en attendant que de nouvelles observations vien-

1. *Sur les modifications épithéliales de l'urèthre après la blennorrhagie chez l'homme*, in *Revue médicale de l'Est*, 15 juin 1890.

nent infirmer mon opinion ou la confirmer, j'attribuerais volontiers ces modifications épithéliales à l'influence des agents extérieurs. Resterait à savoir pendant combien de temps elles peuvent durer, si le retour à l'état normal peut avoir lieu, ou bien si elles sont définitivement acquises.

Un second point est relatif au mode de cicatrisation de la plaie faite par l'uréthrotome. Cette plaie semble pouvoir se guérir par un mécanisme analogue à celui de la guérison sous-crustacée des plaies et écorchures du tégument externe. L'épithélium s'étale rapidement sur les surfaces de section bien avant que ces surfaces aient commencé à bourgeonner ; cela supprime la formation d'un nouveau tissu cicatriciel, au moins dans une partie de la plaie ; peut-être n'en est-il pas ainsi sur toute son étendue, mais je ne saurais le dire.

Le troisième enseignement fourni par cette observation présente un certain intérêt pratique. Il montre en effet que la paroi supérieure du canal n'est pas toujours composée de tissu facilement dilatable. Comparant la divulsion avec l'uréthrotomie interne, MM. Desnos et Kirmisson ont écrit les lignes suivantes : « Il ne faut pas en effet s'attaquer au tissu fibreux qui constitue le rétrécissement, car la cicatrice également fibreuse reproduirait rapidement la stricture ; c'est sur la paroi supérieure qu'il faut agir et chercher à agrandir l'urèthre aux dépens du tissu le moins malade. Les recherches histologiques de Brissaud ont montré que cette paroi était composée presque exclusivement de tissu élastique. Or, en l'incisant, on détermine l'écartement des deux lèvres de la plaie ; la cicatrice qui en résulte est souple et mince et on obtient le résultat cherché autrefois par Reybard, car on ajoute réellement une pièce au canal ; en outre, cet espace surajouté se prête bien à la dilatation. » « Cette propriété ne disparaît pas en général. On trouvera plus loin le résumé de quelques observations de malades revus longtemps après une uréthrotomie. Leur urèthre s'était de nouveau rétréci, mais était resté dilatable, et le passage de quelques bougies a suffi pour lui rendre son calibre normal[1]. » Évidemment ces lignes ne peuvent s'appliquer à tous les cas : le nôtre en est un exemple, attendu que la paroi dorsale du canal était sclérosée dans toute son épaisseur jusqu'à l'enveloppe du corps spongieux. C'est sans doute parce qu'il y a de

1. *Dictionnaire encyclopédique des sciences médicales*, art. Urèthre, p. 335.

telles variations dans la distribution du tissu fibreux qu'il y a aussi des variations dans les résultats éloignés de l'uréthrotomie. Certains malades ont dû être opérés plusieurs fois, le rétrécissement s'étant reproduit et étant redevenu incapable de dilatation : ne serait-ce pas parce que chez eux la paroi supérieure du canal aurait été autrement et plus fortement intéressée que dans les observations de Brissaud ?

Il est évident que l'existence de pareils cas ne peut infirmer en aucune façon la règle établie par le professeur Guyon, à savoir qu'il faut de préférence faire porter l'incision sur la paroi supérieure du canal ; elle rend seulement compte des récidives qui résistent à la dilatation et nécessitent une nouvelle uréthrotomie.

Peut-être pourrait-on s'en servir aussi pour appuyer la pratique de Thompson « qui traite par l'incision uréthrale beaucoup de cas favorables que nous estimons justiciables de la dilatation » (Desnos et Kirmisson). En effet, les lésions de la paroi supérieure du canal chez le malade du docteur Rohmer paraissaient être de date plus récente que celles des autres parois : on peut donc croire qu'une uréthrotomie plus hâtive les aurait empêchées de se produire en faisant disparaître les phénomènes inflammatoires entretenus par le rétrécissement, en les faisant disparaître plus rapidement et plus sûrement que la dilatation. Malheureusement l'incurie des malades ne permet pas toujours de choisir le moment opportun.

Nancy, imprimerie Berger-Levrault et Cie.

www.ingramcontent.com/pod-product-compliance
Lightning Source LLC
LaVergne TN
LVHW012018170826
845678LV00004BA/1540

* 9 7 8 2 3 2 9 6 3 4 0 3 6 *